Dieta Mediterránea

Guía completa para principiantes recetas rápidas, fáciles y saludables para vivir

(Recetas deliciosas para la aventura definitiva de la dieta mediterránea)

Gualtiero Esqueda

TABLA DE CONTENIDOS

Ensalada De Coliflor Aderezada Con Tahini

Una saludable y deliciosa ensalada que pondrá diferentes texturas y sabores en su boca. Esta receta requiere que usted mismo prepare el arroz con coliflor, pero si quiere saltarse esta parte, puede comprar rápidamente la coliflor a precios de tienda para ahorrar tiempo y esfuerzo. De lo contrario, siga la receta en su totalidad y haga el arroz con coliflor desde cero.

Ingredientes:

- 6 cucharadas de pistachos tostados salados, picados

- 1 cucharadita de sal

- ½ taza de chalota, picada

- 4 cucharadas de tahini

- 1 3 lb cabeza de coliflor

- 1 taza de cerezas secas

- 6 cucharadas de jugo de limón

- 2 cucharada de menta fresca, picada

- 2 cucharadita de aceite de oliva

- 1 taza de perejil picado

Instrucciones:

1. Rallar la coliflor en un recipiente para microondas

2. Añada aceite de oliva y sal ½ Asegúrese de cubrir y sazonar la coliflor de manera uniforme.

3. Cubra el tazón con una envoltura de plástico y caliéntelo en el microondas durante unos 5 a 10 minutos.

4. Ponga el arroz con coliflor en una bandeja de horno y déjelo enfriar durante unos 20 minutos.

5. Añada el jugo de limón y los chalotes. Dejar reposar unos 20 minutos para que la coliflor absorba el sabor.

6. Añada la mezcla de tahini, cerezas, perejil, menta y sal.

7. Mezclar todo bien.

8. Espolvoréelo con pistachos asados antes de servir.

Pollo Envuelto Al Pesto

Ingrediente

- 4 envolturas de grano integral
- 16 rodajas de tomate seco, envasadas en aceite de oliva Rúcula fresca
- Aerosol de cocina de aceite de oliva
- 8 de filetes de pollo deshuesados y sin piel Sal y pimienta recién molida al gusto
- 8 cucharadas de salsa pesto fresca del mercado

Preparación

1. Rocíe ligeramente una sartén de fondo grueso con aceite de cocina.

2. Caliente la sartén a fuego medio, agregue el pollo, sazone con sal y pimienta al gusto y cocine los tiernos hasta que estén bien cocidos.

3. Extienda 2 4 cucharadas de pesto en cada envoltura y agregue 2 o 35 a 10 rodajas de tomates secos y un puñado de rúcula a cada envoltura.

4. Cubra cada envoltura con 4 trozos tiernos de pollo y enrolle la envoltura, doblando los extremos de la envoltura.

5. Corta cada wrap por la mitad en diagonal y sirve.

Tilapia Picante De Limón

Ingredientes:

2 cucharadita de jugo de limón fresco

1 cucharadita de tomillo seco

2 cucharadita de sal

1/2 cucharadita de pimienta

4 cucharaditas de aceite de oliva

1 cucharadita de ajo en polvo

1 cucharadita de orégano seco

2 libra de filetes de tilapia

Direcciones:

1. 1. Primero precalienta el horno a

    400450 F.

2. Coloque los filetes de pescado en

    una bandeja para hornear.

3. Rocíe con jugo de limón y aceite.

4. Mezcle el orégano, la pimienta, el

    tomillo, el ajo en polvo y la sal.

5. Luego espolvorear sobre los filetes

    de pescado.

6. Hornee por unos 35 a 40 minutos.

7. Sirve y disfruta.

Pollo Con Verduras

2 taza de aceitunas escurridas

4 libras de pechugas de pollo

2 cebolla mediana

12 dientes de ajo

jugo de 1 limón

Pimienta y Sal

Lata de 30 oz de pimientos

pepperoncini enteros

Lata de 30 oz de tiras de pimiento rojo

asado

8 oz de espinacas frescas

11

4 cucharadas de condimento griego

½ taza de queso feta desmenuzado

1. Pechugas de pollo, deshuesadas y sin piel, tiras de pimiento rojo, escurridas.

2. Dientes de ajo prensados, cebolla, en rodajas.

3. Sazone el pollo con pimienta y sal y colóquelo en la olla de cocción lenta.

4. Vierta los ingredientes restantes excepto el jugo de limón y el queso feta sobre el pollo y mezcle bien.

5. Tape y cocine a fuego lento durante 1-5 horas.

6. Agregue jugo de limón y queso feta desmenuzado y revuelva bien.

7. Sirve y disfruta.

Bistec De Falda Acompañado De Ratatouille De Naranja Y Hierbas Frescas

Ingredientes:

- 4 dientes de ajo, picados toscamente.
- Ralladura y zumo de 1 a 5 clementinas.
- 2 cucharadita de copos de pimienta roja (opcional).
- 2 cucharada de vinagre de vino tinto.
- 2 libra de bistec de falda.
- 16 cucharadas de aceite de oliva virgen extra, divididas.
- 4 cucharaditas de sal, divididas.
- 2 cucharadita de pimienta negra recién molida, dividida.

14

- 1 taza de perejil italiano fresco de hoja plana picado.
- ½ de taza de hojas de menta fresca picada.

Direcciones:

1. Caliente la parrilla a fuego medio-alto o, si utiliza un horno, precaliéntelo a 450°F.
2. Frote el filete con 4 cucharadas de aceite de oliva y espolvoree con 2 cucharadita de sal y 1 cucharadita de pimienta.
3. Dejar reposar a temperatura ambiente mientras se prepara el pistou.
4. En un procesador de alimentos, combine el perejil, la menta, el ajo, la ralladura y el zumo de naranja, la cucharadita de sal restante, las escamas de pimienta roja y la 1 cucharadita de pimienta restante.
5. Pulse hasta que esté bien picado.
6. Con el procesador en marcha, añadir el vinagre de vino tinto y las 12 cucharadas

restantes de aceite de oliva hasta que estén bien mezclados.

7. Este pistou tendrá más base de aceite que el pesto de albahaca tradicional.

8. Cocinar el filete en la parrilla, de 5 a 10 minutos por lado.

9. Retirar de la parrilla y dejar reposar durante 20 minutos en una tabla de cortar.

10. Si se cocina en el horno, calentar una sartén grande apta para el horno a fuego alto.

11. Añade el filete y séllalo, 1 a 5 minutos por cada lado, hasta que se dore.

12. Transfiera la sartén al horno y cocine de 20 a 25 minutos, o hasta que el filete alcance la temperatura deseada.

13. Para servir, cortar el filete en rodajas y rociar con el pistou.

Ensalada Deespinaca

Ingredientes

- ½ taza de cebolla roja en rodajas finas
- ½ taza de vinagre balsámico dulce
- *5-10* cucharadas de queso parmesano fresco rallado para adornar.

- 8 tazas de hojas de espinaca fresca, enjuagadas y bien escurridas
- 2 paquete (8 onzas) de champiñones cremini frescos cortados en rodajas

Instrucciones de preparación

1. En una gran ensaladera, arroja espinacas, champiñones, cebolla y vinagre.

2. Espolvorear con queso parmesano y servir.

17

Pasta Con Crema De Pollo Y Verduras

ingredientes

- 16 panes de pollo Para la salsa de crema:
- 600 g de nata montada
- 600 ml de leche
- 4 cubos de sopa
- sal
- 600 g de pasta (por ejemplo, pasta en espiral)
- 6 pimientos (rojo, verde, amarillo)
- 4 cebollas
- 8 dientes de ajo
- 250 g de champiñones
- pimienta

Preparación

1. Para la manteca de pollo con verduras en salsa de crema, prepare la pasta de

acuerdo con las instrucciones del paquete.

2. Para las verduras, pique la cebolla y el ajo y áselos en una sartén.

3. Luego corta los pimientos y los champiñones en trozos pequeños.

4. Primero agregue los pimientos y luego los champiñones a la sartén.

5. Una vez que las verduras estén blandas, escurre el agua.

6. Corta las rosquillas de pollo en cubos pequeños y ásalas en una sartén con un poco de aceite.

7. Mezclar todo para la salsa de crema y luego desglasar los corazones con ella.

8. Agrega las verduras y sazona con sal y pimienta.

9. Por último, deja hervir a fuego lento el pollo asado con verduras en salsa de crema durante unos 5 a 10 minutos.

Batido De Aguacate Y Kiwi

Ingredientes:

- 2 cucharada de semillas de chía
- 12 gotas de estevia líquida
- 1 taza de agua
- 6 cubos de hielo
- Canela en polvo (para decorar, opcional)
- 4 aguacates
- 1 taza de leche de coco
- 1 taza de kiwis
- 2 cucharada de suero de leche en polvo con sabor a vainilla

Preparación:

1. Pelar, deshuesar y preparar los aguacates y reservar.
2. Agregar los aguacates y media taza de leche de coco a una licuadora.
3. Añadir media taza de kiwis recién cortados a la mezcla y 2 cucharada de suero de leche en polvo con sabor a vainilla. Licuar por 60 segundos a velocidad media.
4. Añadir las semillas de chía y la estevia líquida a la mezcla dentro de la licuadora.
5. Verter media taza de agua y los cubos de hielo a la licuadora.
6. Licuar a velocidad media hasta que quede suave.
7. Decorar con canela en polvo y servir bien frío.

Pollo En Una Ensalada Griega Picada

Ingredientes

- 2 cucharada de eneldo fresco picado / orégano seco

- 1 taza de cebollas, finamente picadas

- 2 cucharadita de ajo en polvo

- 2 pepino mediano pelado, sin semillas y picado

- ½ de cucharadita de sal 5 tazas de pollo cocido, picado 6 tazas de lechuga romana, picada

- ½ de cucharadita de pimienta, molida

- 1 taza de queso feta, desmenuzado 2 /6 taza de vinagre de vino tinto

- 4 tomates medianos picados

4 cucharadas de aceite de oliva virgen extra

- 1 taza de aceitunas negras maduras, en rodajas

Instrucciones

1. En un tazón grande, mezcle el vinagre, el ajo en polvo, la pimienta, la sal y el aceite, luego agregue la lechuga, los tomates, el pepino, el pollo, la cebolla, el queso feta y las aceitunas a la mezcla y revuelva para cubrir.

Ensalada Mediterránea

INGREDIENTES:

- 4 tomates para ensalada
- Sal y pimienta
- albahaca
- 100 gr de aceitunas
- pimienta

- 6 anchoas o anchoas en aceite
- 2 10 gr de alcaparras en escabeche
- 500 gr de mozzarella
- aceite de oliva
- 600 gr de pasta de sémola (trigo duro)

Preparación

1. Hervir 600 g de pasta, escurrirla al dente, pasarla bajo agua fría, sazonarla con un

chorrito de aceite y añadir los tomates preparados como en el punto

2. Escurrir 500 g de mozzarella, cortarla en cubos, secarla con papel de cocina, añadirla a la pasta junto con 25 a 30 g de alcaparras encurtidas, 100 g de aceitunas, 5-10 anchoas en aceite y hojas de albahaca.

3. Sal, pimienta, revuelve y sirve.

Panqueques Rellenos De Ricota

Ingredientes:

- 2 cucharada de jarabe de arce ligero
- 4 cucharadas de jarabe de arce ligero, para lloviznar
- 2 porción de panqueques esponjosos
- Un tercio de taza de queso ricota sin grasa

Para servir:

- 2 naranja pequeña
- 2 taza de leche descremada
-

Indicaciones:

1. Mezclar el queso con una cucharada de jarabe de arce ligero.

2. Cubra los panqueques con un aderezo de ricota cremosa entre cada panqueque.

3. Cuando los panqueques estén en capas, rocíe la parte superior con jarabe de arce ligero.

4. Sirva con 2 taza de leche y 2 naranja pequeña.

Ensalada De Bacalao

Ingredientes:

- Aceite de Oliva Virgen Extra (6 T's)
- Jugo de limón fresco (.6 6 taza)
- Pimienta negra molida (.210 cucharaditas)
- Filetes de bacalao salado (2 libra)
- Cebolla roja (2 rebanada finamente)
- Tomates maduros (6 cortes medianos en piezas de media pulgada)
- Hojas de perejil fresco de hoja plana (2 taza)

Instrucciones de cocción:

- Mezcle el bacalao y el agua fría en un tazón mediano.

- Cubra y refrigere por 20 a 24 horas.

- Cuando esté listo, escurra y enjuague los peces.

- Ponga bacalao y suficiente agua para cubrirlo en una olla de 5-10 cuartos de galón que hierve a una temperatura de moderada a alta.

- Baje la temperatura, hirviendo a fuego lento de cinco a diez minutos.

- Hornee los copos de pescado y agregue.

- Escurrir el pez

- Mezcle el jugo de limón, el aceite y la pimienta en un tazón mediano.

- Deseche los huesos del bacalao una vez que se haya enfriado.

- Escabe el bacalao en la mezcla de jugo de limón.

- Mezcle el perejil y la cebolla.

- Mezcle suavemente los tomates.

- Cubra y deje reposar por 60 minutos, para que los sabores tengan tiempo de mezclarse.

Sopa De Frijoles Blancos

Ingredientes

- ½ cucharadita de pimienta negra

- 1 cucharadita de sal kosher

- 450 oz. frijoles blancos enlatados, escurridos y enjuagados

- 2 taza de espinacas tiernas

- Queso parmesano-reggiano, para servir

- Perejil fresco, para servir

- 1 cucharada de aceite de oliva

- 1 cebolla grande

- 2 diente de ajo picado

- 1 de una zanahoria grande

- 1 palito de apio

- 1 cucharadita de tomillo seco

- 6 tazas de caldo de verduras

- ½ cucharadita de orégano

Instrucciones de preparación

1. En una olla grande o cacerola, pon el aceite de oliva a fuego alto.
2. Saltea la cebolla y el ajo y luego agrega zanahorias, orégano, sal y pimienta, tomillo, y continúa cocinando durante unos 5 a 10 minutos.
3. Agrega el caldo de verduras y frijoles.
4. Lleva todo a ebullición y luego baja el fuego y deja que hierva a fuego lento durante 35 a 40 minutos, haciendo que se combinen todos los sabores.
5. Agrega las espinacas y continúa cocinando a fuego lento hasta que las espinacas se marchiten, después de unos 5 a 10 minutos.
6. Retira la sartén del fuego y luego vierta el perejil y el queso parmesano-reggiano sobre ella.
7. Servir inmediatamente.

8. Guarda las sobras en un recipiente apto para microondas para recalentar más tarde.

Pescado Entero A La Plancha

Ingredientes

- 8 cucharadas de sal
- 4 cucharaditas de tomillo
- 1 taza de cucharón mono
- un limón grande
- Tres cucharaditas de aceite vegetal

- Dos cucharaditas de estragón picado
- una cebolla grande
- 4 cucharaditas de romero picado
- 4 cucharaditas de orégano
- 8 de 1 libras de pescado entero
- 1 taza de aceite de oliva

Preparación

1. Pescado lavado y enjuagado, luego puesto en papel pergamino.

2. Sal y pimienta el pescado, luego píntalo con aceite de oliva.

3. Ponga el pescado en la nevera durante aproximadamente media hora para que se enfríe.

4. Se deben poner rodajas de limón y hierbas dentro del pescado.

5. Limpia la parrilla con aceite y cocina el pescado durante unos 5 a 10 minutos.

6. *Con la salsa de limón, el pescado ya está listo para comer.*

Ensalada De Caqui

Ingredientes

- 2 cucharada de miel

- 10 hojas de menta en rodajas

- 1 taza tostado picadoAlmendras

- 20 gajos cada uno

- 2 cucharada de jugo de limón

- 1-5 taza a la mitaduvas

Instrucciones

1. En un tazón pequeño, mezcle el jugo de limón, la miel y las hojas de menta.

2. Coloque los caquis y las uvas en un tazón grande.

3. Mezcle con el aderezo para cubrir bien.

4. Agregue las almendras y revuelva nuevamente.

5. Enfriar durante 35 a 40 minutos a 2 hora.

6. Atender.

Ensalada De Pollo Mediterranea

Ingredientes

8 tazas de lechuga lavada y cortada

½ taza de queso parmesano

4 cucharadas de aceitunas

4 pechugas de pollo

8 cucharadas de aceite de olive

1 ají verde o rojo

Preparación

1. Cocine las pechugas de pollo en el horno a gusto preferentemente el día anterior o unas horas antes de servir
2. Cuando el pollo esté listo corte las pechugas en tiritas.
3. En una ensaladera vierta todos los ingredientes y mezcle bien.

Pasta Puttanesca Con Camarones

- 3 c. De corazones de alcachofa, cortados en cuartos (comprar congelados o enlatados; escurrir si

están enlatados)

- ½ c. De aceitunas kalamata, picadas

y picadas.

- 2 T. De alcaparras, enjuagadas

- ½ cucharadita. de sal

- 16 oz. De fideos linguini

refrigerados frescos, de trigo

integral si es posible

- 2 T. de aceite de oliva extra virgen

- 2 libra de camarones grandes,

pelados y desvenados (frescos o

congelados y descongelados)

- 2 lata mediana de salsa de tomate, sin sal añadida

Preparación:

1. Coloque una olla grande de agua en un quemador de estufa a fuego alto y caliente hasta que el agua hierva.

2. Cocine los linguini según las instrucciones del paquete y luego escúrralos.

3. Vierta el aceite en una sartén grande y calentarlo a fuego alto.

4. Coloque los camarones en aceite caliente en una sola capa.

5. Cocínelos sin moverlos durante 5 a 10 minutos hasta que los fondos estén dorados.

6. Luego agregue la salsa de tomate y agregue las alcaparras, la sal, las aceitunas y los corazones de alcachofas.

7. Continúe revolviendo y cocinando esta mezcla durante 5 a 10 minutos más, hasta que los camarones estén bien cocidos y los corazones de alcachofas estén calientes.

8. A la salsa, agregue los fideos cocidos escurridos y mezcle.

9. Para servir, divida los fideos y la salsa entre 5-10 platos o tazones.

10.   ¡A Disfrutar!

Ziga Wot

Ingredientes

- 4 dientes de ajo
- 2 pizca de jengibre en polvo
- 2 pizca(s) de sal
- 1 litro de agua
- 800 g | de carne de vacuno

- aceite al gusto

- 4 cebollas

- 1 tubo/s de pasta de tomate

- 8 cucharaditas de mezcla de

  especias etíopes (Berbere), receta

  en la base de datos

Preparación

1. Cortar los roscos en tiras de 1-5 cm de ancho y 10 cm de largo.

2. Cortar las cebollas en aros y por la mitad.

3. Freír la carne en aceite o kibe hasta que esté caliente.

4. Añadir las cebollas y el ajo prensado o picado y freír.

5. Añadir el berbere y mezclar.

6. Incorporar la pasta de tomate, verter el agua y cocer a fuego lento de 45 a 50 minutos, removiendo de vez en cuando.

7. Por último, se sazona con jengibre en polvo y sal y se sirve en una injera.

8. Si a alguien le parece demasiado picante, se recomienda servir iab con él.

Atún Con Ajo Y Vinagre

Ingredientes

8 cucharadas de menta, picada

1 taza de vinagre de vino blanco

8 cucharadas de aceite de oliva

4 libras de atún en rodajas de

1 pulgada de espesor

6 dientes de ajo en láminas

Sal y pimienta

Preparación

1. Saltear las rodajas de atún en aceite de oliva caliente 60 segundos por cada lado. Retire el atún de la sartén.

2. En el aceite restante, añada el ajo.

3. Cuando el ajo esté dorado, agregue el vinagre.

Cuando hierva, añadir la menta, la sal, y la pimienta a gusto, y verter sobre el atún.

Refrigere y sirva frío.

Horneado De Huevo Con Jalapeño

Ingredientes:

6 huevos

4 cucharadas de jalapeño

1 taza de queso pepper jack

1/2   taza de maíz

1 taza de requesón

Pimienta y sal

Direcciones:

1. Jalapeño, picado, queso pepper jack, rallado.
2. Precalienta el horno a 350 F.
3. Batir los huevos con pimienta y sal.
4. Agregue el jalapeño, el maíz y el queso y revuelva bien.
5. Vierta la mezcla de huevo en la fuente para hornear engrasada.
6. Hornee por unos 45 a 50   minutos.
7. *Sirve y disfruta.*

Envolturas de harina de quinoa

Ingredientes

- sal marina al gusto

- dos o tres calabacines al gusto

- 250 g de queso tipo fontina

- 250 g de harina de trigo sarraceno

- 600 g de harina de quinoa

- 80 g de aceite de oliva virgen extra

- 250 ml de agua tibia

•2 cucharadita rasa de bicarbonato de sodio

1. Mezclar las dos harinas, añadiendo la sal. Vierta el agua lentamente e incorpórela poco a poco con la ayuda de un tenedor.

2. Cuando se haya absorbido, trabajar la masa hasta que quede homogénea y compacta, luego cubrirla con film transparente y dejar reposar durante media hora.

3. Mientras tanto, lavar y trocear los calabacines.

4. Asarlas, salarlas ligeramente y reservar.

5. Divida la masa en 10 piezas y extienda cada una con un rodillo, tratando de crear más o menos el mismo diámetro.

Caliente una sartén antiadherente y cocine cada pan plano durante un par de minutos por cada lado.

6. Relleno de calabacines a la plancha y trocitos de queso.

Después de haberlos cerrado por la mitad, volver a ponerlos en la sartén antiadherente durante 70/80 segundos por lado, el tiempo justo para que el queso gire.

Servir caliente.

Ensalada Sudanesa De Berenjenas

Con Crema De Cacahuetes Y Yogur

Ingredientes

- 2 pizca de azúcar

- 6 dientes de ajo, finamente picados o prensados

- 1 limón(s)

- aceite (de girasol), o aceite de cacahuete, al gusto

- 2 tomate(s)

- 6 berenjenas

- 2 taza de yogur de 250 g

- 2 cucharada de crema de cacahuete, cremosa o crujiente

- 1 cucharadita de pimienta, o 1/7 de cucharadita de chile en polvo

- 1 cucharadita de comino

- 1 cucharadita de cilantro

- 2 cucharadas de pasta de tomate

- 2 pizca de sal de hierbas o caldo de verduras

Preparación

1. Pelar las berenjenas con un pelapatatas y cortarlas en rodajas finas.

2. Freírlas en el aceite hasta que estén ligeramente doradas, casi fritas, ya que absorben mucho aceite.

3. Escurrirlas bien.

4. A continuación, triturar las berenjenas, deben quedar trozos más pequeños para la ensalada.

5. Si las berenjenas están machacadas, también se pueden utilizar los componentes posteriores para hacer una deliciosa pasta de berenjena, que es adecuada para utilizarla como pasta para untar en el pan o como salsa para la carne.

6. A la berenjena se le añade el yogur, la crema de cacahuete, el ajo, el limón, la

pasta de tomate y las especias y se mezcla todo bien.

7. Para decorar, se pueden cortar tomates en rodajas finas y ponerlos en el borde del plato.

8. La ensalada está pensada como guarnición y suele comerse con pan de pita o pan árabe. Los trozos de pan se sujetan con los dedos que se utilizan para coger y comer la ensalada.

Ensalada de pan norteafricano

Ingredientes

- 2 00 g de aceitunas negras

- 2 diente/s de ajo

- 2 cucharadita/s de semillas de

  comino

- 2 cucharadas de vinagre de vino tinto

- 2 cucharada de pasta de tomate

- 2 cucharadita de harissa

- sal y pimienta al gusto

- 1 taza de pan blanco

- 30   cucharadas de aceite de oliva

- 10 00 g de tomate(s) cherry

- 8 ramitas de cilantro

- 8 ramitas de perejil

Preparación

1. Calentar 16 cucharadas de aceite de oliva en una sartén.

2. Cortar el pan en dados y tostarlo en la grasa, removiendo hasta que se dore ligeramente, y ponerlo en un bol.

3. Cortar los tomates en cuartos, arrancar las hojas de las ramitas de cilantro y picar el perejil.

4. Picar el ajo y ponerlo en un bol. Añadir el comino, el vinagre, la pasta de tomate, la harissa y 16 cucharadas de aceite de oliva y mezclar. Sazonar con sal y pimienta.

5. Verter la mitad del aliño sobre el pan.

6. Añada los tomates, el cilantro, el perejil y las aceitunas y vierta el resto del aliño.

7. Mezclar todo y sazonar con sal y pimienta al gusto.

8. Por último, rocíe con 4 cucharadas de aceite de oliva.

Pollo preparado al estilo Arusha

Ingredientes

- posiblemente | Tabasco

- sal y pimienta al gusto

- chile en polvo al gusto

- 6 dientes de ajo

- aceite (aceite de cacahuete) al gusto

- 2 pollo

- 2 0 plátanos pequeños, de
  aproximadamente un dedo de largo

- 1 botella de salsa de chile, dulce y
  picante

- 6 cucharaditas de sal gruesa

Preparación

1. Cortar el pollo en al menos 40-45 trozos.

2. Mezclar un poco de sal, pimienta, mucho chile en polvo, ajo machacado y aceite de cacahuete para hacer un adobo, masajear bien los trozos de pollo con él y dejarlo marinar durante unas 1-2 horas.

3. A continuación, colocar en una bandeja de horno forrada con papel de hornear y hornear a 200° durante unos 60 minutos hasta que estén crujientes.

4. No es necesario darles la vuelta. Después de 60 minutos, unte los

plátanos pelados con el jugo y colóquelos en la bandeja de horno.

5. Hornear durante otros 20 minutos. Los plátanos no deben quedar blandos, sino más bien firmes y secos.

6. Apile los trozos de pollo crujiente en un plato grande con un borde ancho en el centro, coloque los plátanos pequeños alrededor luego añada la sal gruesa en montones individuales en el borde del plato.

7. Sazone la salsa de chile con Tabasco al gusto y sirva en pequeños cuencos.

8. En África, este plato se come cogiendo los trozos individuales de pollo, mojándolos primero en la sal y luego en la salsa de chile, y comiéndolos.

9. La única guarnición que se come son los plátanos, ¡sin pan!

10. Por supuesto, también es una maravillosa receta de barbacoa.

Ñoquis de proteína con pesto de albahaca

Ingredientes

- Un manojo de albahaca
- 60 g de piñones
- diente de ajo
- 200 mlaceite de oliva
- Algo sal pimienta
- 800 gPatatas hirviendo
- 120g de proteína en polvo Nutri-Plus, neutra
- 100 g de harina de trigo
- 1 cucharadita de sal
- Algo de nuez moscada
- 2 cucharadas de harina para la superficie de trabajo

Preparación

1. La receta es un poco complicada. Así que tómate tu tiempo.

2. Pelar las patatas, cortarlas en trozos pequeños y cocinar de 45 a 50 minutos.

3. ¡¡Deja que las patatas se enfríen !! Ponga la papa, la proteína en polvo, la harina y las especias en una licuadora y mezcle todo bien.

4. La masa debe tener la consistencia de una masa de pastel firme.

5. Si es necesario, agregue harina o agua.

6. Extienda un poco de harina sobre la superficie de trabajo y divida la masa en cuatro partes.

7. Humedezca sus manos para evitar que la masa se pegue a sus dedos y forme serpientes largas y redondas con la masa.

8. Cortar las serpientes cada 5-10 cm, presionar brevemente con un tenedor para mantener mejor el pesto, y ya está con los ñoquis crudos.

9. Ahora ponga los ñoquis juntos en agua ligeramente hirviendo durante

70

10-15   minutos y espere hasta que

floten. Entonces están listos.

Arroz Con Bogavante

Ingredientes

- 30 gambas rojas peladas

- 4 litro de caldo casero de pescado

- Para preparar el caldo:

- 4 litros de agua

- 2 kg de cabezas de pescado, morralla y espinas diversas.

- La variedad del pescado es importante, podemos utilizar cabeza de merluza, de rape, rodaballo, cabeza de cabracho, etc.

- 2 cabezas de ajos

- 2 tomates maduros medianos

- 4 buen bogavante vivo de 2 k

- Una pizca de azafrán español en hebra

- 12 ñoras

- 16 tomates medianos maduros

- Una ramita de perejil sin tallo

- 2 sepia limpia mediana

- 800 gramos de arroz valenciano o alicantino con denominación de origen protegida. Recomiendo el arroz bomba para esta preparación.

Elaboración:

1. Lo primero será ponernos a preparar el caldo con las cabezas y las espinas de pescado.

2. Introducimos las mismas en una olla con agua mineral fría, añadimos el puerro bien limpio y el apio y dejamos cocer aproximadamente 20 minutos.

3. Aparte, en una sartén amplia rehogamos los ajos abiertos a la mitad durante unos minutos a fuego

medio y añadimos el tomate maduro en cuartos.

4. Dejamos sofreír unos 20 minutos teniendo cuidado de que no se nos agarre y lo añadimos al caldo, dándole un hervor de unos 15 a 20 minutos más.

5. Colamos el caldo y lo reservamos bien caliente en otra olla, ya que, si lo añadimos tibio al arroz, probablemente se nos pase.

6. Ahora prepararemos la salmorreta. Sofreímos ligeramente 10 a 15 ñoras

sin rabo ni pepitas no más de 1-5 minuto a fuego suave, ya que de lo contrario se nos quemarán y amargará el arroz.

7. Retiramos, añadimos los ajos pelados, rehogando unos minutos e incorporamos el perejil y el tomate pelado.

8. Lo sofreímos muy bien, durante 50 a 55 minutos por lo menos e introducimos la mezcla en un robot triturador junto con las ñoras, triturándolo muy bien.

9. Reservamos.

10. En una paella para cuatro personas, sofreímos el bogavante troceado con un chorro de aceite de oliva virgen extra.

11. Para evitar que sufra el animalito lo podemos introducir unos minutos en agua con hielo para aturdirlo y poder cortarlo bien en trozos, dándole unos ligeros golpes a las pinzas para facilitar poder pelarlas después. Retiramos y reservamos.

12. Añadimos las gambas y la sepia y sofreímos bien.

13. Retiramos y añadimos las otras 4 ñoras en trozos lo más pequeños posibles, sofriéndolas ligeramente, ya que de lo contrario nos amargarán.

14. Añadimos el arroz al sofrito y seguimos sofriendo muy bien.

15. Incorporamos una cucharada sopera de salmorreta por persona y seguimos sofriendo.

16. 6º Añadimos el caldo hirviendo e incorporamos el bogavante en trozos

esparciéndolo por toda la paella. Incorporamos las hebras de azafrán y añadimos sal.

17.   Dejamos hervir el conjunto unos 15 a 20   minutos a fuego fuerte, volviendo a probar de sal.

18.   A continuación, lo introducimos en el horno precalentado a 200 grados durante 45 a 50 minutos más.

19.   8º Sacamos del horno y dejamos reposar unos 4 minutos antes de servir.

Waffles De Avena Y Patata Dulce

Ingredientes

4 cucharadas de miel
4 cucharadas de aceite de oliva virgen extra (AOVE) Spray de cocina (para la parrilla de vainas)
Para servir: dos plátanos y sirope de arce (o cualquier otro tipo de sirope)
4 taza de camote (cocido y en puré)
4 tazas de avena
16 huevos 2 cucharadas de miel
1 cucharadita de polvo de hornear
4 tazas de leche de almendras
1 cucharadita de sal

Preparación

1. Precalentar la gofrera o plancha.

2. Mezclar todos los ingredientes hasta que estén completamente hechos puré.

3. Deje reposar la masa durante unos 15 a 20 minutos.

4. Aplica el aerosol para cocinar en el plato o plancha para gofres.

5. Vierta la masa de modo que suba aproximadamente ¼ por cada molde para gofres.

6. Cocine el gofre durante unos 6 -8 minutos y luego pase al otro lado.

7. Cuando ya no sale más vapor de la cápsula, está lista.

www.ingramcontent.com/pod-product-compliance
Lightning Source LLC
Chambersburg PA
CBHW070551030426
42337CB00016B/2445